Dianelis Montes de Oca Cruz
Jeraldine Jiménez Cabrera
Damaris Katina López Hérnandez

Retención de dientes anteriores permanentes

Dianelis Montes de Oca Cruz
Jeraldine Jiménez Cabrera
Damaris Katina López Hérnandez

Retención de dientes anteriores permanentes

Comportamiento en población infantojuvenil

Editorial Académica Española

Imprint

Any brand names and product names mentioned in this book are subject to trademark, brand or patent protection and are trademarks or registered trademarks of their respective holders. The use of brand names, product names, common names, trade names, product descriptions etc. even without a particular marking in this work is in no way to be construed to mean that such names may be regarded as unrestricted in respect of trademark and brand protection legislation and could thus be used by anyone.

Cover image: www.ingimage.com

Publisher:
Editorial Académica Española
is a trademark of
Dodo Books Indian Ocean Ltd. and OmniScriptum S.R.L publishing group

120 High Road, East Finchley, London, N2 9ED, United Kingdom
Str. Armeneasca 28/1, office 1, Chisinau MD-2012, Republic of Moldova, Europe
Printed at: see last page
ISBN: 978-613-9-44149-5

Título:

Retención de dientes anteriores permanentes

Comportamiento en población infantojuvenil

Autores:

Dra. Dianelis Montes de Oca Cruz. Estomatólogo General Básico.

Residente de Segundo año de Estomatología General Integral.

Dra. Yeraldine Jiménez Cabrera.

Especialista en primer grado de Estomatología General Integral. Especialista en primer grado de Ortodoncia. Profesor Asistente. MSc. Odontoestomatologia Infanto juvenil.

Lic. Damarys Katina López Hernández

Licenciada en Atención Estomatológica. Profesor Asistente de la UCM

2024

RESUMEN

Introducción: Los dientes retenidos son aquellos que, al llegar la época normal de su erupción, quedan encerrados dentro del maxilar ola mandíbula, manteniendo la integridad de su saco pericoronario fisiológico. Objetivo general: Caracterizar la retención de dientes anteriores permanentes en alumnos de 8 a 19 años de edad de los centros escolares que asistieron a consulta de Ortodoncia del Policlínico Manuel Fajardo de Santo Domingo. Metodología: Se realizó un estudio descriptivo, transversal, en la consulta de Ortodoncia del policlínico de Santo Domingo de enero 2023 a marzo 2024.La población estuvo constituida por todos los alumnos de 8 a 19 años de los centros escolares, que asistieron a consulta y fueron diagnosticados con retención de dientes anteriores permanentes que computó 67 casos. Variables: Edad, sexo, diente retenido, localización, posición, causa y tratamiento. Resultados: El sexo más afectado fue el masculino. La media de la edad de las féminas fue 12,1 años y en los varones 11,4 años. Los caninos fueron los dientes que más se encontraron retenidos. Resultó la posición vestibular la más frecuente. La persistencia del temporal fue la causa principal. El tratamiento mayoritario fue la extracción dentaria. Conclusiones: En la población estudiada predominó la retención de dientes anteriores permanentes en los varones. Los caninos fueron los más afectados en posición vestibular. La persistencia del temporal fue la causa más común y el tratamiento más frecuente fue la extracción dentaria.

Palabras clave: causas, dientes anteriores permanentes, posición, retención, tratamiento.

INTRODUCCIÓN

La Organización Mundial de la Salud (OMS) define como dientes retenidos a aquellos que, una vez llegada la época normal de su erupción, quedan encerrados dentro del maxilar o la mandíbula, manteniendo la integridad de su saco pericoronario fisiológico. [1]

La incidencia de la retención dentaria oscila entre el8 y el 14 % dela población general. Cualquier diente permanente, temporal o supernumerario puede permanecer retenido, aunque en el caso de los temporales ocurre con menos frecuencia que en los permanentes. Dentro de los dientes más afectados se encuentran los terceros molares superiores e inferiores, los caninos superiores, los segundos premolares inferiores y los dientes supernumerarios. Sin embargo, los que presentan mayor importancia desde el punto de vista estético y funcional son los caninos superiores y los incisivos centrales superiores.[2]

Múltiples son las causas que intervienen en la retención dentaria, dentro de ellas encontramos causas locales como son: la densidad del hueso que cubre al diente, falta de espacio en maxilar y mandíbula micrognáticos, retención prolongada o pérdida prematura de dientes temporales, fibrosis gingival etc. Dentro de las causas generales o sistémicas se encuentran: desnutrición, raquitismo, anemia, trastornos endocrino-metabólicos, entre otros. Los caninos, al ser las últimas piezas en hacer su aparición del grupo de dientes de la zona anterior del maxilar, también presentan una alta incidencia de quedar atrapados o de desarrollar una erupción ectópica, la cual compromete la salud integral del paciente y de igual manera la estética del mismo.[3]

Es indispensable el diagnóstico temprano por medio de auxiliares de diagnóstico (radiografías, tomografías), ya que las retenciones dentarias pueden ocasionar lesiones como la resorción radicular de las raíces adyacentes, desplazamiento dentario, pericoronaritis, abscesos, entre otros. Las opciones del manejo y tratamiento, dependen del tipo de retención, su severidad y la edad del paciente.[4]

En China se informa una prevalencia de dientes retenidos de 10,8 %; mayor que en Turquía, donde sehanotificado6,15%,conprimacía en el maxilar y sexo femenino. En América Latina y el Caribe, las cifras son más elevadas, dadas por 15,1 % en Colombia y 45,5 % en Cuba.[5]

Díaz[6], en una investigación realizada en el año 2018 en la Universidad de Sevilla, España, titulada: "Incisivo central retenido horizontalmente. Manejo clínico", encontró que la frecuencia de retención de incisivos central es maxilar es variaba entre 0,06%y2%, provocando una condición que afectaba la estética facial.

Márquez y Soto[7], en su estudio "Tratamiento ortodóncico en paciente con caninos retenidos", publicado en la revista Tamé, México, dio a conocer que los caninos impactados pueden conllevar a la aparición de quistes, infección y migración de dientes vecinos.

En Santiago de Cuba se ha publicado acerca de que entre 70,7 % y 86,9 % de los habitantes del territorio presentan al menos un diente de este tipo retenido, a lo cual se añade el gran mestizaje existente en la zona, que favorece la existencia de discrepancias hueso-diente por la combinación de características de un grupo racial y otro.[5]

En la investigación realizada en la ciudad de Cienfuegos, la cual tuvo como principal objetivo caracterizar a los pacientes con dientes retenidos con una muestra de 107 pacientes, se obtuvo como resultado que el grupo etario más afectado fue de 14 a 17 años y el 75% de los pacientes con dientes supernumerarios retenidos se ubicaron en el maxilar en su línea media. El 25% restante se ubicó en región de bicúspides inferiores y región canina superior. [2]

Rodríguez y cols.[8], realizaron un estudio en Villa Clara, en el año 2021; al que denominaron "Retención dentaria del incisivo central superior derecho por odontoma compuesto", el cual se trató mediante la exéresis quirúrgica del tumor y enlace del incisivo central derecho retenido por medios epidentarios con brackets.

En Villa Clara existen otras investigaciones sobre dientes anteriores permanentes retenidos, dentro de ellas un caso clínico en el hospital Arnaldo Milián Castro de Santa Clara, donde se observó dos dientes supernumerarios causantes de retención de incisivo central superior y canino superior derechos.[9]

Al realizar el Análisis de la Situación de Salud, se identificó un incremento de las alteraciones dentarias en pacientes en edad escolar, particularmente la retención de dientes anteriores permanentes. Nos motivamos a investigar sobre las características de esta anomalía, dado que es un fenómeno que puede afectar la estética, la función en individuos y ser un motivo de consulta, además de que el diagnóstico y tratamiento oportuno en un primer nivel de atención, evitaría intervenciones más cruentas y tecnología más costosa. A pesar de ser tan común, no existían evidencias de trabajos investigativos anteriores con respecto a este tema en el municipio.

Problema científico: ¿Qué características presentó la retención de dientes anteriores permanentes en alumnos de 8 a 19 años de edad que asistieron a la consulta de ortodoncia del Policlínico Santo Domingo?

OBJETIVO GENERAL: Caracterizar la retención de dientes anteriores permanentes en alumnos de 8 a 19 años de edad de los centros escolares que asistieron a la consulta de Ortodoncia del Policlínico Manuel Piti Fajardo de Santo Domingo.

OBJETIVOSESPECÍFICOS:

1. Caracterizar la población estudiada según variables sociodemográficas.

2. Identificar la   localización y posición de   los dientes anteriores permanentes retenidos.

3. Determinar las causas de la retención dentaria en esta población.

4. Determinar el tratamiento para la retención dentaria en los pacientes objeto de estudio.

5. Relacionar la posible asociación del sexo con la posición de la retención y el tratamiento.

MARCOTEÓRICO

Retención dentaria

La Organización Mundial de la Salud (OMS) define como dientes retenidos a aquellos que, una vez llegada la época normal de su erupción, quedan encerrados dentro del maxilar o la mandíbula, manteniendo la integridad de su saco pericoronario fisiológico. Es el fallo en la exfoliación en el momento indicado, con la consiguiente alteración en la erupción del sucedáneo.[1, 10]

La erupción dental comienza desde la formación embriológica del diente hasta su brote en la cavidad bucal. Es considerado un suceso dinámico y fisiológico que influye en el desarrollo del aparato estomatognático y el crecimiento de las estructuras cráneo faciales.[11]

Se produce en respuesta a varios factores como, el crecimiento radicular, crecimiento del hueso alveolar, acción muscular, reabsorción de la cresta alveolar, y reorganización del ligamento alveolo dentario. Este proceso potencia en la mayoría de los casos, establecer una correcta oclusión.[12]

Cada uno de estos aspectos condiciona que la erupción dentaria tenga sus características propias en cada sujeto, de tal manera la cronología de emergencia dentaria es relativamente variable. En ciertas ocasiones, existe un retraso en este mecanismo fisiológico lo que se denomina "Erupción tardía", la cual se define como "una escasa erupción de la pieza dentaria a pesar de contar con un camino sin obstáculos para su correcta posición en la cavidad bucal"[13]

Fases de la erupción dentaria

El proceso de erupción dentaria está compuesto por tres fases que en orden cronológico son:

a) Fase Pre-eruptiva: Esta etapa se comprende desde la ruptura del pedículo que desencadena la diferenciación del germen dentario hasta que finaliza el desarrollo de la corona. Este desplazamiento pre-eruptivo y adaptaciones por parte de las estas estructuras de soporte generan que los gérmenes dentales obtengan la posición correcta dentro de los maxilares. A pesar de que al principio hay un espacio extremadamente reducido entre germen y germen, es el estímulo necesario para que los huesos basales se expandan en todas las direcciones otorgando las dimensiones exactas para el equilibrio entre ellos. Por lo tanto, se puede decir que el movimiento de los gérmenes también se resuelve gracias a la actividad osteoclástica o de remodelación del tejido óseo, ya que, se produce al mismo tiempo que el diente está formándose.

b) Fase eruptiva Pre-funcional: Esta fase comprende a la erupción de la pieza dental luego de su formación. Por ende, la pieza se encuentra sumergida en los huesos basales en fase de desarrollo para empezar su ruta hacia el plano oclusal adaptando su respectiva posición funciona, es decir, que se produce la migración delapieza dental en sentidoapical de la encía ysurco gingival hasta que éste se ocluya con su antagonista. Además, esta etapa comprende la formación ligamentaria, que ocurre después de la formación radicular y lo importante de mencionarlo es que la síntesis y degradación de estas fibras por parte de los fibroblastos facilita la erupción de las piezas dentales. Dicho esto, se puede afirmar que en esta etapa es en donde se denota un área de enrojecimientodelamucosaoralqueposteriormenteseisquémicayproducela unión del epitelio oral con el dental, de manera que, se ejecuta un movimiento activo de salida del maxilar, también llamado "erupción activa", y al mismo tiempo un movimiento apical de los tejidos blandos gingivales, también denominado "erupción pasiva".

c) Fase eruptiva funcional: Comprende el instante en el que el diente entra en contacto con su antagonista y acto seguido se detiene su desplazamiento vertical, hasta que se produce la exfoliación de la dentición temporal. Aun así, los movimientos que se presentan en esta etapa se dan principalmente porque el diente sigue adaptándose durante toda su vida para compensar su propio desgaste y las fuerzas a las que es expuesto.[13, 14, 15]

Secuencia de erupción en la dentición permanente

La erupción de la dentición definitiva, comienza a los seis años de vida. En el maxilar, la secuencia empieza con la emergencia del primer molar, seguido de los incisivos centrales, luego los laterales, el primer premolar, segundo premolar y posteriormente proceden a emerger los caninos y segundo molar.

En la mandíbula, es relativamente similar, ya que la erupción comienza con el primer molar, luego los incisivos centrales y posteriormente los laterales, sin embargo, la diferencia recae en que el siguiente diente en emerger es el canino seguido del primer premolar, segundo premolar y segundo molar inferior permanente. Es necesario recalcar que "al respecto de la secuencia de erupción, se ha observado que, si bien existe un patrón general, no todos los individuos obedecen a la misma secuencia"[16]

Como contrapartida al proceso de erupción, también existe la inclusión dental, la cual Gil de la Serna et al.[17] definen como el proceso patológico eruptivo por el que el diente no consigue erupcionar a través de la mucosa bucal, y consecuentemente no logra una posición funcional en la arcada dentaria.

Se debe tomar en cuenta que inclusión, impactación y retención no son sinónimos; por lo tanto el diente incluido es aquel que permanece en el hueso y la inclusión engloba las retenciones e impactaciones dentales. Podemos distinguir entre la inclusión ectópica, cuando el diente incluido está en una posición anómala pero cercana a su lugar habitual y la inclusión heterotópica, cuando el diente se encuentra en una posición anómala más alejada de su localización habitual. Se considera que un diente está retenido cuando no ha ocupado su lugar en la arcada pasada la edad del brote.[18, 19]

Incidencia de las retenciones dentarias

La retención de los incisivos es más frecuente en el maxilar superior. Su incidencia en la población es, aproximadamente, del 0.1-0.5%. La retención del canino superior afecta al 0.8 al 2.9% de la población. Es más frecuente en las mujeres y en el 85% de los casos la retención es palatina. Los caninos superiores son uno de los últimos dientes en brotar en el maxilar, pudiendo existir compromiso del espacio para ellos en la arcada dentaria en el momento de la erupción. Por otra parte, la retención del canino inferior es bastante rara, comprendida entre el 0.05 y el 0.04%. El 40% de los casos parecen relacionarse con una malformación, mal posición o agenesia del lateral permanente. La posición más frecuente es la palatina. Los caninos están considerados como los dientes más importantes del sistema estomatognático siendo indispensables para los movimientos funcionales de lateralidad y protrusión responsables del funcionamiento, armonía oclusal y estética. La retención de los premolares es aproximadamente del0.3% para los premolares mandibulares y del 0.2% para los maxilares. En el caso de los primeros y segundos molares es aproximadamente de 0.02% para los primeros molares superiores y de 0.08% para los segundos molares superiores. En lo que respecta a los inferiores, la frecuencia es de 0.04% para los primeros molares inferiores y del 0.06% para los segundos molares inferiores. Finalmente, la incidencia de la retención de los terceros molares es aproximadamente del 20al 30%, con una cierta preponderación en las mujeres.[20,21, 22]

<u>Causas de la retención dentaria</u>

La etiopatogenia de las anomalías de la erupción dentaria no se conoce completamente. El hecho de esta peculiar anormalidad de la erupción de los dientes se debe buscar en su causa primera, en el mismo origen de la especie humana. Los antropólogos afirman que la cerebración del ser humano, en constante aumento, excepto en casos significativos, agranda a su caja craneana a expensas de los maxilares. La línea prehipofisiaria que se inclinaba hacia delante, desde la frente en recesión, hasta la mandíbula en protrusión en las formas prehumanas, se ha vuelto casi vertical en el hombre moderno a medida que ha disminuido el número de dientes.[23]

Las retenciones dentarias aumentan con la evolución del ser humano, dada la involución que están sufriendo el maxilar y la mandíbula, lo cual es debido entre otras causas al cambio en la alimentación experimentado en los últimos siglos y a la tendencia hacia una dieta más blanda y refinada, que hace innecesario un aparato masticatorio más potente. Las diferentes partes que forman el aparato estomatognático han disminuido en proporción inversa a su dureza y plasticidad, es decir, lo que más se ha disminuido en tamaño son los músculos, porque ha disminuido la función masticatoria, seguidamente los huesos y por último los dientes. El brote de los dientes permanentes obedece las mismas leyes biológicas que la dentición temporal. Independientemente de las causas filogenéticas predisponentes a la inclusión dentaria, que no se pueden controlar a pesar de conocerlas, existen otros procesos que favorecen esta alteración. En general, esta anomalía tiene una etiología compleja que está precedida por factores evolutivos, anatómicos y mecánicos.[24, 25]

Existen factores genéticos o sistémicos como los trastornos endocrinos, afecciones febriles y las irradiaciones que están involucrados en esta patología. También está relacionada con el metabolismo, polidisplasia ectodérmica congénita y la osteoporosis.[26]

También se han identificado diversas causas locales como: discrepancias óseas-dentarias; dilaceraciones de la raíz; pérdida temprana o retención prolongada del canino deciduo; anquilosis; quistes; presencia de dientes supernumerarios; cierre prematuro del ápice; trauma; e iatrogenia. Además de lo descrito anteriormente, existen también factores predeterminantes que influyen en la aparición de los dientes retenidos, como son la edad, el sexo o los antecedentes sistémicos del paciente. Todos estos cofactores están asociados con la gravedad de la retención dentaria, lo cual puede influir en problemas futuros como la falta de alineación de los dientes adyacentes o el fallo en la oclusión. [27]

Los factores causales se pueden clasificar en locales y sistémicos:

Factores locales:

Dentro de estos se encuentra la posición irregular del diente o presión de un diente adyacente, lo que podría deberse a la dirección anómala de erupción del propio diente que quedaría impactado o deun diente vecino que actuaría como obstáculo. Por ejemplo, el canino superior, en su fase de germen está situado muy alto, en la profundidad del maxilar y cerca de la órbita, y que se dirige a su lugar correspondiente en la arcada muy tardíamente, cuando los dientes adyacentes ya han erupcionado. También influyen los dientes supernumerarios que actúan como barrera, densidad del hueso e inflamación crónica no infecciosa. Otra causa muy frecuente es la discrepancia hueso-diente negativa que se traduce en la falta de espacio en la arcada dentaria debido a un micrognatismo mandibular o del maxilar, anomalías en el tamaño y en la forma de los dientes, presencia de supernumerarios entre otros. Pueden ser causa de retención el frenillo labial superior de inserción patológica, pérdida de dientes temporales por caries, persistencia del temporal y enfermedad quística y tumoral. Un quiste radicular de un diente temporal con pulpa necrótica, puede causar la retención del diente permanente sucesor. La existencia de un quiste dentígero y folicular puede representar un obstáculo a la erupción del diente permanente afectado. Estos quistes son relativamente frecuentes; engloban la corona dentaria y se insertan en su cuello. Las raíces del diente están fuera del saco quístico. El quiste dentígero de desarrollo es uno de los más frecuentes y puede ser causa de inclusión, impactación o retención dentaria, más predominante en piezas definitivas y en supernumerarios que en piezas deciduas. También son frecuentes los odontomas y otras tumoraciones odontogénicas y no odontogénicas. El 75% de los casos de odontomas se diagnostican entre la primera y segunda décadas de vida debido a un retraso en la erupción dental permanente, ya que son asintomáticos, no existe predilección significativa por el sexo. Otra causa de tipo local es la enfermedad infecciosa. Se ha descrito y apreciado en la práctica clínica que la zona de los dientes retenidos, sobre todo los terceros molares, que sufren infecciones locales, se provoca una fibrosis en la mucosa que cubre el diente que esta por erupcionar en el proceso de cicatrización que ocurre cuando se resuelve la infección, sobre todo en las pericoronaritis, lo cual impide la erupción del órgano dentario. Por otra parte, se encuentran los traumatismos alveolo dentarios, ya que en la zona de la mucosa bucal que ha sufrido traumas severos (fractura dento alveolar, fractura de mandíbula o del maxilar), se provoca una densidad ósea diferente, así como cambio en la morfología de la mucosa que la pueden hacer más fibrosa, impidiendo la erupción del diente que esta por brotar. En los casos de pacientes que han perdido los molares y se rehabilitan sin realizarle una radiografía, el trauma repetitivo sobre la mucosa provoca un cambio en la morfología de la mucosa que la vuelve más fibrosa e impide la erupción del diente.[23,28, 29]

La disminución de la función masticatoria, la abrasión oclusal e interproximal por oclusión borde a borde y las consecuencias de tratamientos ortodóncicos, también provocan retención dentaria. Además, sucede en los casos que se realiza una extracción prematura de un diente deciduo, cuando el germen del diente definitivo se encuentra distanciado de su sitio de erupción en el arco dentario, provoca la posibilidad de que el alveolo se cierre con un puente óseo, que por su densidad actúe como un obstáculo que el diente permanente no pueda superar. En estos casos tanto el hueso como la encía cicatrizan. En el caso de la encía, esta se convierte en un tejido esclerótico y denso debido al traumatismo oclusal y masticatorio a lo largo del tiempo.[30, 31]

<u>Factores sistémicos:</u>

Se cataloga dentro de las causas generales, enfermedades sistémicas que incluyen retraso fisiológico de la erupción como la irradiación, alteraciones endocrinas, metabólicas, condiciones hereditarias, síndrome de Gardner, disostosis cleidocraneal, polidisplasia ectodérmica hereditaria, displasias fibrosas y osteopetrosis o enfermedad de Albers-Schonberg.[32]

También existen factores congénitos debidos a patologías maternas durante el embarazo, como son: traumatismos, dieta materna, varicela, otras viriasis y alteraciones del metabolismo materno. La mezcla de razas también es considerada como causa de alteración de la erupción, se ha comprobado que en grupos raciales homogéneos, la frecuencia de maloclusión es baja y:cuando ha existido una mezcla de razas, la discrepancia de tamaño de los maxilares y los trastornos son significativamente mayores, algunos estudios demuestran que puede existir un dominio del "efecto" sobre el "exceso", en cuanto al tamaño de los componentes del aparato estomatognático, como resultado de las mezclas raciales; estos estudios concuerdan con los estudios de los antropólogos que indican que los maxilares se están reduciendo de tamaño, por ello existiría una mayor frecuencia de terceros molares incluidos o de falta congénita de algunos dientes, así como la tendencia al retrognatismo a medida que ascendemos en la escala filogenética. Otras causas sistémicas son algunas formas de anemia, sífilis, tuberculosis, malnutrición, raquitismo, escorbuto, BeriBeri. Con frecuencia influyen en el trayecto de la erupción dentaria, en la exfoliación prematura y la retención prolongada de los dientes. Dentro de las disfunciones endocrinas, las más características para la retención dentaria son el hipotiroidismo subclínico, el desarrollo sexual o gonadal precoz y la iatrogenia hormonal.[33]

Dentro de las condiciones raras encontramos la disostosis o displasia cleidocraneal, de trasmisión autosómica dominante poco frecuente, que se caracteriza por: ensanchamiento craneal a expensas de los huesos frontales y parietales, con fontanelas muy amplias que tardan años en cerrar, atrofia ligera del macizo facial superior y exoftalmos, anomalías dentarias múltiples, como retraso en ambas denticiones y ausencias e inclusiones dentarias, a veces múltiples. También por hipoplasia o aplasia de ambas clavículas, espina bífida y malformaciones en las extremidades, oxicefalia, cráneo en forma de torre, provocadoporlafusiónrápidademúltiplessuturas,progeriaovejezprematura, acondroplasia y labio, maxilar y paladar hendido. Es común encontrar además el síndrome de Crouzon, que se caracteriza por un cierre prematuro de las suturas craneales. Se observa frente prominente, prognatismo, exoftalmo, con una posible luxación del globo ocular, nariz en pico, labio superior acortado y pabellones auriculares de implantación baja, pero morfología normal.[34]

Las alteraciones de etiología sistémica tienen manifestación generalizada sobre la erupción, las alteraciones únicas o de pocos dientes suelen tener causalocal.[35]

<u>Diagnóstico de la retención dentaria</u>

Esresponsabilidaddelodontólogogenerallograrundiagnósticoprecozdeesta patología, preferiblemente antes de los 9 y hasta los 12 años de edad, con el principal objetivo de prevenir la retención.[30]

El diagnóstico de esta entidad se realiza basándose en el cuadro clínico, con apoyo de vistas e imágenes radiográficas. Es necesario realizar un detallado interrogatorio, para buscar las posibles causas de retención, y enmarcarlas en causas locales y sistémicas y realizar un exhaustivo examen físico. En el examen extrabucal se puede examinar el ángulo de la mandíbula y ver la prominencia del hueso a este nivel; en el cuero cabelludo se puede observar en ocasiones la alopecia aereata y en la región del tercio medio facial la protrusión del globo ocular que se aprecia en algunos pacientes con quistes dentígeros asociados a dientes retenidos y en relación con el seno maxilar. Se debe realizar un adecuado examen de los tejidos circundantes al área de retención, características morfológicas de la encía, presencia de infecciones locales, bridas cicatrizales, capuchones pericoronarios, laceraciones en la mucosa del carrillo, hematomas, cambio de coloración en la mucosa que cubre al diente, etc. En el examen físico intrabucal lo más importante es lo siguiente: ausencia de diente pasada la edad de brote, aumento de volumen, persistencia del diente temporal, dolor, maloclusión, inclinación o el posicionamiento irregular de los dientes adyacentes, quistes de erupción, pericoronaritis (leve,moderada, severa), limitación a la apertura bucal.[36]

Es indispensable complementar la exploración clínica con el estudio radiográfico para tener un diagnóstico preciso. El diagnóstico que permite una radiografía es necesario, pues se pueden valorar diferentes características, y áreas determinadas. Por tanto, se considera un examen de valor médico-legal, y esencial en el diagnóstico de algún tipo de enfermedad o alteración clínica. Aunque las radiografías simples no son consideradas conclusivas en un diagnóstico, puesto que deben realizarse utilizando la técnica correcta, son de gran importancia en el aporte de información al odontólogo.[37, 38,39]

<u>Estudio radiográfico</u>

El estudio radiográfico se puede auxiliar de vistas intraorales como la radiografía periapical, la técnica de paralelaje o de Clark y la radiografía oclusal. También se utilizan vistas extraorales como la radiografía panorámica, la radiografía lateral oblicua mandibular y la Tomografía Axial Computarizada (TAC). Esta última proporciona mayor información del canino en los tres planos del espacio. Las tomografías computarizadas son un examen no invasivo, de un costo elevado.[40, 41]

La tomografía computarizada de Cone Beam es un método que ha avanzado en el campo de la radiología odontológica, desde que logran tomografías computarizadas con imágenes de muy elevada resolución del espacio cráneo facial en (3D). Esta puede proveer imágenes de músculos, huesos, órganos, vasos sanguíneos, grasa, revelando una estructura en varias dimensiones y con una amplia agudeza visual. [42,43]

El estudio radiográfico permite determinar la profundidad de la impactación medida con relación al plano oclusal, la dirección y ángulo de inclinación del diente, comparada con el eje axial del diente erupcionado adyacente, la longitud, forma, dirección y número de raíces. Otros aspectos que se pueden visualizar son la forma y tamaño de la corona, el espacio del ligamento periodontal, la relación de cercanía con estructuras cuya preservación es esencial, sobre todo el conducto dentario inferior o con el seno maxilar, la presencia de lesiones radiolúcidas en relación con el diente incluido y la posibilidad de anquilosis o Hipercementosis.[33]

Clasificaciones de la retención dentaria

Dentro de la literatura podemos encontrar diversas clasificaciones para describir la posición de los dientes retenidos, las más comúnmente utilizadas son la de Winter y Pell y Gregory, enfocadas a terceros molares, la de Trujillo Fandiño que describe la posición de incisivos, caninos y premolares retenidos, la de Field yAckerman, referente a incisivos y caninos retenidos y la de Ugalde que aborda caninos y premolares.[44]

Trujillo[45]clasifica la ubicación de la corona del órgano dentario retenido con relación a los tercios radiculares cervical, medio y apical de los dientes adyacentes y establece 5 mm para cada tercio radicular, quedando de la siguiente forma:

- Posición I: Cuando la corona o la mayor parte de esta se encuentra a nivel del tercio cervical de la raíz de los dientes adyacentes en los maxilares dentados. Y en espacio comprendido de la cresta alveolar hasta 5 mm de esta en el maxilar equivalente al tercio cervical.

- Posición II: Cuando la corona o mayor parte de esta se encuentra a nivel del tercio medio de las raíces de los dientes adyacentes en los maxilares dentados. Y en el espacio comprendido entre los 5 y 10 mm de la cresta alveolar de los maxilares, equivalente al tercio medio.

- Posición III: Cuando la corona o mayor parte de esta se encuentra a nivel del tercio apical de la raíz de los dientes adyacentes en los maxilares dentados. Y en espacio existente a partir de 10 mm de la cresta alveolar de los maxilares.

- Por otra parte, Echegaray[26]describe la clasificación de Field y Ackerman la cual establece:

- Posición vestibular: la corona se vincula con los incisivos o con la corona por arriba de los ápices de los incisivos.

- Posición Palatina/Lingual: se representa por estar la corona próxima a la superficie y en correlación con las raíces de los incisivos.

- Posición media: la corona se sitúa entre las raíces del incisivo lateral y del primer premolar con la corona situada por encima de las raíces de estas piezas dentarias hacia vestibular y la raíz hacia palatino o viceversa.

Ugalde[46]en el 2001 formuló una clasificación de caninos y premolares por medio de serie de parámetros, como la angulación, profundidad, formación de la raíz:

<u>Angulación</u>

Analiza la angulación del canino retenido respecto al plano oclusal.

- Horizontal: cuando el eje longitudinal del canino en relación al plano oclusal, tiene una angulación entre de 0 a 30 grados.

- Mesioangular: cuando laangulaciónseráde31a60grados.

- Vertical: angulación del eje longitudinal del canino y plano oclusal entre 61a 90 grados.

- Distoangular: la angulación corresponde de 91 grados en adelante.

 - Invertido: corona hacia apical <u>Profundidad</u>

   Medida desde el plano oclusal a la cúspide del canino retenido obteniendo así:

- Retenciónsuperficialnomásde5mm.

- Retenciónmoderadahasta10mm.

 - Retenciónprofundamedidamayora10mm <u>Formación de raíz</u>

   De acuerdo a su desarrollo radicular pueden ser:

- En formación.

- Formación completa.

- Dislacerada

<u>Consecuencias de la retención dentaria</u>

En la etapa de la niñez es considerado indispensable que los padres estén correctamente informados del periodo de exfoliación, ya que tendrán en cuenta hasta que tiempo deben permanecer los dientes deciduos en boca, podrán detectar cualquier anomalía de este proceso y así acudir a los especialistas de inmediato e interceptar el problema a tiempo. Muchas veces el síndrome de retencióndentariayaesnotorioenlaetapadelaadolescenciapuestoqueyael paciente tiende a reconocer la anomalía por estética o también por sintomatología asociada. El diagnóstico oportuno será vital para el problema, pues se van a detectar los dientes permanentes que se hayan desviado de su curso o vía normal de erupción o se han retenido por causa de un diente primario que no se ha exfoliado. Al intervenir a tiempo se podrán evitar otras alteraciones, como la maloclusión, anquilosis dental, y el pronóstico será más beneficioso al igual que el tratamiento. La retención de los dientes permanentes es una afección bastante recurrente en los niños y adolescentes y en ocasiones, su pronóstico se hace difícil para el ortodoncista. Se aprecia una ponderada preocupación de los padres por la falta de un diagnóstico precoz, también debido a la identificación tardía de sus principales factores de riesgo, así como de las consecuencias estéticas, oclusivas, psicosociales y la incertidumbre en la aplicación de una técnica adecuada que brinde un alto margen de seguridad en cuanto a la integridad de los dientes vecinos y resultados favorables.[10, 47]

Los dientes retenidos, pueden como cualquier otro diente provocar trastornos que pueden ser de origen mecánico, infeccioso, nervioso y tumoral. Dentro de los de origen mecánico tenemos: mal posición lingual o labial del diente retenido, migración del diente vecino y pérdida de longitud de arco, reabsorción interna, formación dentígera interna, reabsorción radicular externa del canino retenido, así como de los dientes vecinos. Por otra parte el dolor referido, la pericoronaritis y la enfermedad periodontal localizada en los dientes contiguos responden a trastornos de origen infeccioso. Desde el punto de vista nervioso pueden ocurrir compresiones de fibras nerviosas y causar neuralgias. Los trastornos tumorales se deben en la mayoría de los casos a la infección crónica del saco pericoronario, a la infección apical, a la periodontitis ya la aparición de quistes del folículo dentario. Entre estos trastornos se distinguen: granulomas, quistes radiculares, quistes foliculares odentígeros, Ameloblastomas y tumores malignos.[20]

Un paciente que posee retención o retraso dentario del canino principalmente, puede ser alarma de una alteración a nivel endocrino, tiroideo, fibrosis gingivales, u otros como mal posición de las piezas previo a su erupción, o también por falta de espacio en el arco dental.[48]

Restrepo y Mariaca[49], señalan que: "Los caninos poseen mucha importancia para la salud bucal de las personas, así como en su estética facial, además de las funciones que posee en la oclusión, por lo que, ante la retención de estos, se suele aplicar el tratamiento periodontal. Dentro de las secuelas se puede destacar: alteraciones eruptivas que afectan la estética de la persona, pérdida de contorno del maxilar, reabsorción del incisivo lateral, dolor generalizado a nivel mandibular, desviación de la línea media, trastornos a nivel del sistema nervioso, mesialización del área posterior causando pérdida del espacio afectado, transmigración dentaria, giroversión e inclinación del incisivo lateral de la posición afectada, entre otras."

<u>Variantes terapéuticas de los dientes retenidos</u>

Para escoger el manejo terapéutico adecuado de cada paciente es primordial una evaluación cuidadosa del estado de desarrollo de la dentición y valorar los agentes de riesgo, ya que el tratamiento depende mucho de factores como la edad, la posición del diente y el estado sistémico del paciente. El tratamiento de los dientes retenidos se hace necesario con el fin de evitar las secuelas dentarias en edades posteriores, por esta razón se recomienda un diagnóstico precoz y lograr que el odontólogo/a general realice una evaluación exhaustiva del paciente, incluyendo un estudio multidisciplinario.[27]

Dentro los tratamientos utilizados se encuentra la abstención, la cual se decide por existir una contraindicación general a efectuar una intervención quirúrgica, porque la manipulación del diente incluido puede conllevar a complicaciones como por ejemplo la pérdida de otros dientes sanos o cuando se está ante un diente totalmente incluido en el maxilar, con un mínimo de 2 mm de hueso en todo su perímetro. Algunos autores lo denominan inclusión "muda" por el reducido porcentaje de alteración que produce. Si se realza esta variante, es conveniente efectuar un control periódico del paciente, tanto clínico como radiográfico, para minimizar los riesgos de trastornos futuros.[50]

La extracción dentaria se indica cuando el diente retenido causa dolor o molestias al paciente, cuando provoca infecciones o bolsas y reabsorción de hueso y la raíz de un diente vecino. También se elige esta opción terapéutica cuando provoca maloclusiones, como apiñamiento, migraciones, rotaciones, colapso del arco dentario etc., cuando tiene asociado un quiste o tumor, en aquellos pacientes que van a ser sometidos a radiaciones ionizantes o cirugía Ortognática, o en los casos donde el diente retenido está incluido en el foco de fractura de la mandíbula, pues la convierte en una fractura abierta, además para evitar infecciones en el foco de la fractura.[51]

Cuando el diente incluido tiene valor estético y funcional, se deben realizar las maniobras o procedimientos para colocarlo en la arcada dentaria, los cuales no deben ser peligrosos o que pongan en riesgo la vitalidad del diente o de los dientes adyacentes. El tratamiento deberá imponerse de manera precoz para evitar que los dientes se desvíen y erupciónen en una posición anómala. Con este objetivo se realizan las técnicas quirúrgicas siguientes:

- Alveolotomía conductora: Como su nombre lo indica no se realiza la exéresis de ningún tipo de tejido bucal, es muy utilizada en inclusiones moderadas y leves, que se puede diagnosticar al observar un abultamiento cerca del lugar que debe ocupar el diente y que se corresponde con la corona del diente. En este caso, se realiza un colgajo de reposición apical, se deja descubierta la corona del diente incluido, reposicionando el colgajo hacia apical y suturándolo más arriba de su posición inicial.

- Alveolectomía conductora: Es una técnica que está indicada en las inclusiones moderadas y leves, se trata de una gingivectomía o escisión simple de la encía que cubre al diente incluido, normalmente esta encía puede ser fibrosa, por lo que se convierte en un obstáculo para la normal erupción del diente, se deja un collar de encía adherida alrededor de este, aproximadamente de 3 mm, luego se coloca cemento quirúrgico para evitar el cierre de la herida.

- Transplante dentario: Reimplante, Transplante (autólogo, homologo, heterólogo), implante, reubicación. [23]

Los métodos ortodóncicos- quirúrgicos son procedimientos que combinan la cirugía y la ortodoncia, con el objetivo de ubicar un diente en su posición normal. Cada especialidad en el tratamiento juega un papel diferente pero el objetivo final es el mismo, la cirugía debe ser capaz de lograr el descubrimiento del diente y su correcta visualización y permitir que el ortodoncista pueda colocar los elementos necesarios para la tracción. Otra variante es la fenestración dentaria y tratamiento ortodóncico que se utiliza en las inclusiones graves, cuando el eje longitudinal del diente incluido es paralelo al eje longitudinal del diente vecino, se elimina mucosa y hueso alrededor del diente incluido, con el objetivo de liberar y visualizar la corona y luego poder colocar un botón obracket. Por medio de este aditamento o medio de tracción se activa el diente que se irá colocando en su posición correcta en la arcada dentaria. Como medio de tracción también se puede utilizar la técnica del lazo, esta consiste en pasar un alambre de acero inoxidable alrededor del cuello del diente, torcerlo con cuidado para evitar que sobrepase la constricción anatómica del cuello del canino. Otros medios pueden ser: banda de ortodoncia preconformada, corona de acero inoxidable, clavo o pin roscado o cementado, ligadura metálica colocada a través de un orificio realizado en la corona del diente retenido, botón cementado y otros. En el caso de inclusiones graves, se utiliza la fenestración, reubicación y tratamiento ortodóncico ,cuando el eje longitudinal del diente incluido se encuentra ligeramente desviado con respecto al eje longitudinal del diente vecino; primero se realiza fenestración, o sea, la eliminación de mucosa y hueso alrededor del diente y se le añade un ligero movimiento al diente con el objetivo de reubicarlo en su posición, es decir se corrige la desviación de su eje longitudinal, este pequeño movimiento, debe ser muy cuidadoso y moderado, realizándolo con ligeros movimientos ejecutados con elevadores. Hay que señalar que como requisito indispensable para realizar la reubicación es cuando el diente tiene aproximadamente 2 /3 de la raíz formada. No se recomienda cuando el diente incluido ya tiene la raíz completamente desarrollada. Como medios de tracción se pueden usar los descritos anteriormente en la fenestración y tratamiento quirúrgico.[52]

Prevención de la retención dentaria

La prevención consiste en un conjunto de actuaciones realizadas por profesionales, técnicos y la propia población, para evitar la instalación de una determinada enfermedad en los individuos y grupos o durante las diferentes etapas de esta, con el objetivo de limitar las complicaciones y secuelas. El estudio de los factores que intervienen en el curso de las enfermedades y su prevención es parte fundamental del quehacer del profesional de salud. Si se trata de un padecimiento no transmisible como las retenciones dentarias, la prevención debe encaminarse también en evitar sus complicaciones o secuelas. Para ello se cuenta con el diagnóstico temprano y tratamiento oportuno, entonces se estarían realizando acciones para el nivel secundario. Generalmente las realiza el estomatólogo general y el ortodoncista, en ocasiones no se piensa que esta acción sea también preventiva pero sí lo es.[53, 54, 55]

La ortodoncia interceptiva está muy relacionada con este nivel de prevención ,la realización en edades tempranas de expansiones transversales en los casos de micrognatismo y las indicaciones de extracciones dentarias con criterios fundamentados son opciones muy claras. El implementar un cambio en los hábitos del paciente y su familia junto con un adecuado control médico antes que se llegue a desarrollar alguna patología específica debería ser la base del sistema de salud, ya que de esta manera se evitaría la enfermedad, las complicaciones subsecuentes y su morbimortalidad lo que beneficiaría no solo al paciente ya su familia sino también al estado, ya que los recursos médicos y económicos ahora disponibles podrán ser utilizados de manera más eficaz en personas cuyas patologías no puedan ser prevenibles.[56]

Autores como Couto y cols.[57], analizaron la prevalencia y los factores asociados a las maloclusiones en niños preescolares de la localidad de Aiquara en Brasil, donde los hábitos orales deletéreos (tete, onicofagia y la succión digital) y enfermedades como la caries dental muestran asociación con las maloclusiones por lo que enfatizan en la necesidad de actividades educativas permanentes.

Un estudio realizado en Chennai, La India, aborda el nivel de conciencia y conocimiento de los padres sobre la maloclusión en sus hijos, el resultado arrojó un desconocimiento de la importancia del mantenimiento de los dientes primarios para evitar la disposición irregular de los dientes en un niño. Otra investigación en el centro de la India demostró una alta proporción de niños que requieren tratamientos preventivos e interceptivos.[58, 59]

De manera general existe insuficiente información acerca de las actividades de prevención de la retención de los caninos permanentes en infantes y adolescentes, por lo que se sugieren un grupo de acciones que podrían tenerse en cuenta. Dentro de ellas se encuentra el desarrollo de un sistema de acciones de promoción y prevención de salud general en la comunidad, la implementación de actividades educativas dirigidas a los padres y familiares de los pacientes que presentan la anomalía acerca del proceso de tratamiento y a la población infanto juvenil en general. También la aplicación de un instrumento para la clasificación temprana de grupos vulnerables a la anomalía y la aplicación práctica de la ortodoncia preventiva e interceptiva. Se debe llevar a cabo el control de los factores de riesgo tales como las extracciones prematuras de dientes temporales, micrognatismo transversal, persistencia de dientes temporales, hábitos deformantes entre otros. Es fundamental la realización de los estudios radiográficos a la población adolescente con alto riesgo, para lograr un diagnóstico imagenológico precoz y evaluar el posible tratamiento, así como el establecimiento de un algoritmo para la atención integral multidisciplinaria de la población pediátrica con retención de caninos maxilares, que priorice las interconsultas con los especialistas de Cirugía Maxilofacial, Ortodoncia y Periodoncia.[30]

DISEÑO METODOLÓGICO

Se realizó un estudio descriptivo, de corte transversal, en la consulta de Ortodoncia del Policlínico Manuel Piti Fajardo, , durante el período comprendido entre enero de 2023 y marzo de 2024.La población estuvo constituida por todos los alumnos de 8 a 19 años de edad de los centros escolares que asistieron a consulta y fueron diagnosticados con retención de dientes anteriores permanentes que computó 67 casos. No se utilizó muestreo pues se trabajó con el total de la población.

Métodos, técnicas e instrumentos a utilizar:

En la investigación se utilizaron combinadamente métodos teóricos, empíricos y estadísticos para obtener información, su procesamiento y valoración.

Métodos teóricos:

- El histórico-lógico facilitó realizar un estudio de la evolución histórica lógica del comportamiento de la retención dentaria, así como para determinar la esencia y las tendencias de la trayectoria de esta anomalía. Permitió visualizar la continuidad escalonada de la investigación.

- El analítico-sintético se empleó en la sistematización de los textos de carácter científico y pedagógico, documentos normativos, así como en el establecimiento de las relaciones, interacciones y generalizaciones de la investigación. Se utilizó durante toda la investigación.

- El inductivo-deductivo permitió procesar la información empírica obtenida y pasar de un conocimiento de casos particulares a uno más general y viceversa.

Métodos empíricos:

- Observación: se utilizó para obtener las variables de interés para esta investigación, así como para valorar las radiografías que se indicaron.

➢ Formulario: Se utilizó para recolectar las variables de interés para esta investigación.

<u>Métodos estadísticos:</u>

Se aplicó en la investigación técnicas de la estadística descriptiva y la estadística inferencial no paramétrica (chi cuadrado).

Los datos fueron vaciados en una base de datos automatizada donde se empleó para ello el paquete informático Microsoft Office 2010, Excel 2010, soportados sobre Windows en una microcomputadora personal. A partir de la base de datos confeccionada se obtuvieron las distribuciones de frecuencia y cruces de variables según sus diferentes atributos. Se aplicaron técnicas de la estadística descriptiva y se confeccionaron tablas en las que se expresaron los valores de los atributos de las variables en frecuencias absolutas y porcentajes.

Las principales variables que se utilizaron son: edad, sexo, diente retenido según el orden en la arcada, localización del incisivo o canino retenido, posición, causa de la retención y tratamiento de elección.

Operacionalización y conceptualización de las variables:

VARIABLES	CLASIFICACIÓ N	DEFINICIÓN DE LA VARIABLE	ESCALA DE CLASIFICACIÓN
Sexo	Cualitativa nominal dicotómica	Según sexo biológico de pertenencia.	Femenino Masculino
Edad	Cuantitativa continua	Años cumplidos según CI	8,9,10,11,12,13,14,15,16,17,18,19

Diente retenido	Cualitativa nominal politómica	De acuerdo a la anatomía y orden en la arcada dentaria	Incisivo central superior Incisivo lateral superior Incisivo central inferior Incisivo lateral inferior Caninos superiores Caninos inferiores
Localización del incisivo o canino retenido	Cualitativa nominal politómica	Según la localización en la arcada del diente en cuestión, y si se presenta de modo unilateral o bilateral	Superior derecho Superior izquierdo Inferior derecho Inferior izquierdo Bilateral superior Bilateral inferior
Posición del diente retenido	Cualitativa nominal politómica	Según la posición del diente retenido	Vestibular Lingual/Palatino Medio
Causa de la retención	Cualitativa nominal politómica	Según causa que provoque la retención dentaria	<u>Locales:</u> Posición irregular del diente o presión de un diente adyacente(dientes Supernumerarios y dirección

			Anómala de erupción del propio diente)
			Densidad del hueso
			Persistencia del temporal
			Fibrosis gingival
			Inflamación crónica no infecciosa
			Discrepancia hueso diente negativa
			Enfermedad quística y tumoral: Quiste radicular de un diente temporal, quiste dentígero, odontoma
			Enfermedad infecciosa
			Traumatismos alveolodentarios
			Sistémicas:
			Causas prenatales: hereditarias y genéticas, congénita mezcla de razas
			Postnatales: Anemia, Sífilis, tuberculosis, malnutrición, escorbuto, Beri Beri, disfunción endocrina, hipotiroidismo, desarrollo sexual precoz
			Condiciones raras: Displasia cleidocraneal, Síndrome de Crouzon

Tratamiento de elección	Cualitativa nominal politómica	Según la variante de tratamiento elegida	Abstención Extracción dentaria Tratamiento ortodóncico Tratamiento ortodóncico- quirúrgicos

Procesamiento, análisis de la información y técnicas a utilizar.

Los resultados se procesaron por métodos manuales y los datos obtenidos fueron introducidos en una base de datos mediante el Paquete Estadístico para las Ciencias Sociales (SPSS), versión 15.0 para Windows. Se empleó para ello el paquete informático Microsoft Office 2010, Excel 2010. A partir de la base de datos confeccionada se obtuvieron las distribuciones de frecuencia y cruces de variables según sus diferentes atributos. Se aplicaron técnicas de la estadística descriptiva, se confeccionaron tablas en las que se expresaron los valores de los atributos de las variables en frecuencias absolutas y porcentajes. En la estadística inferencial no paramétrica se empleó la prueba no paramétrica de Chi cuadrado (X2), así como el de la significación asociada al mismo. De acuerdo al valor de p se clasificó en:

Significativa: Si p<0.05.

No significativa: Si p>= 0.05

Procedimientos:

1. **Primera Etapa:** Se solicitó a la dirección del centro, autorización para llevar a cabo la investigación (Anexo 1), explicando para ello el propósito de la misma, así como los procederes que se llevarían a cabo, todo bajo el compromiso de la ética médica.

2. **Segunda Etapa:** Se procedió al examen clínico de los pacientes que dieron su consentimiento informado (Anexo2) en la consulta, así como a la indicación e interpretación de Rx periapicales, teniendo en cuenta una guía de observación,(Anexo 3) para obtener las variables de interés

para la investigación. Esta información quedó recogida en un formulario previamente diseñado para este fin
(Anexo 4).

3. Tercera Etapa: Se introdujo toda la información en una base de datos computarizada para su procesamiento estadístico, y posterior presentación en tablas.

Aspectos Éticos

El estudio se llevó a cabo basado en las normas éticas internacionales para las investigaciones experimentales y biomédicas con humanos (Código de Nüremberg, Declaración de Helsinki I y II, Principios de Ética Médica de Naciones Unidas, Normas Éticas del CIOMS, Declaración Universal del Genoma Humano y los Derechos Humanos) y Normas Éticas Nacionales, como son los principios de la Ética Médica y Normas éticas de buenas prácticas en la experimentación con humanos. Estas normas se tuvieron en cuenta desde el diseño del proyecto de investigación, con un estricto cumplimiento a lo largo del proceso de estudio y que culmina con la presentación de los resultados.

Con esta base se obtuvo el consentimiento informado de la directiva del Policlínico "Manuel Piti Fajardo, (Anexo 1) luego de explicaren qué consistiría la investigación.

La información obtenida se utilizó solo con este fin, se explicó a cada paciente en qué consistiría el estudio, esclareciendo que no implicaría daño alguno para su salud. Las radiografías realizadas tendrían total seguridad para los alumnos. Al respecto elaboramos un modelo de consentimiento informado que fue firmado por cada paciente o su padre o tutor(Anexo2), dentro de los principios básicos a tener en cuenta, a fin de satisfacer las exigencias morales, éticas y legales en la investigación con seres humanos y no violar los principios bioéticos de beneficencia, no maleficencia, autonomía y justicia.

RESULTADOS

Tabla 1. Distribución según edad y sexo de la retención de dientes anteriores permanentes. Policlínico Manuel Piti Fajardo. Santo Domingo (enero de 2023 a marzo de 2024)

Sexo	FA	%	Edad	
			Media	Desviación estándar
Femenino	26	38.8	12,1	2,63
Masculino	41	61.2	11,4	2,44
Total	67	100		

Fuente: Formulario

En la tabla se agrupan los alumnos con retención de dientes anteriores permanentes según sexo. Se encontraron 41 varones afectados con esta anomalía en la población objeto de estudio, para un 61.2% de dicha población. En el sexo femenino se hallaron afectados 26 pacientes, lo que representó un 38,8% de total. A destacar la superioridad del sexo masculino en este resultado. Con respecto a la edad, la media en las féminas fue de 12,1 años, con una desviación estándar de 2,63. En los varones la media fue de 11,4años de edad con una desviación de 2,44.

Tabla 2. Distribución según localización de los dientes anteriores permanentes retenidos

Grupo		FA	%
Incisivos	Incisivo latera superior derecho	2	3,0
	Incisivo central superior izquierdo	6	9,0
	Incisivo lateral inferior izquierdo	7	10,4
	Incisivo central superior derecho	3	4,5
	Incisivo central inferior izquierdo	2	3,0
	Incisivo central superior derecho e Incisivo central superior izquierdo	4	6,0
Caninos	Canino inferior derecho	13	19,4
	Canino inferior izquierdo	11	16,4
	Canino superior derecho	7	10,4
	Canino superior izquierdo	12	17,9
Total		67	100,0

Fuente: Formulario

En la tabla se observa que los caninos fueron los dientes más afectados por retención dentaria, y como regla general, la mayoría de los pacientes presentó solo un diente retenido. Hubo mayor incidencia de canino inferior derecho retenido con un total de 13 pacientes para un 19,4% del total, seguido del canino superior izquierdo con 12 pacientes que representó un 17,9%. Le continuó el canino inferior izquierdo con 11 pacientes que representó el 16,4%y el canino superior derecho con 7 pacientes para un 10,4% del total. Los dientes menos afectados en la población objeto de estudio fueron el incisivo lateral superior derecho y el incisivo central inferior izquierdo con 2 pacientes en cada caso, correspondiéndoles un 3% respectivamente.

Tabla3.Distribucióndepacientescondientesanteriorespermanentes retenidos según posición

Posición	FA	%
Vestibular	51	76,1
Palatino	4	6,0
Lingual	11	16,4
Medio	1	1,5
Total	67	100,0

Fuente: Formulario

La tabla muestra un predominio de la posición vestibular con un total de 51 pacientes con dientes retenidos en dicha posición, lo que representó un 76,1% del total, seguido de la posición lingual con 11 pacientes para un 16,4%, la palatina con 4 para un 6% y la menos frecuente fue la posición media con 1 solo alumno con un diente retenido en dicha posición, lo que se correspondió con un 1,5% del total.

Tabla4.Determinacióndelascausasdelaretencióndentaria enlapoblación objeto de estudio.

	Causas	FA	%
	Fibrosis gingival	8	11,9
	Persistencia del temporal	22	32,8
Locales	Discrepancia H-D negativa	20	29,9
	Odontoma	6	9,0
	Supernumerario	5	7,5
	Mala posición del canino	6	9,0
	Total	67	100,0

Fuente: Formulario

La tabla muestra que las causas más frecuentes de retención dentaria en la población objeto de estudio fueron locales. Predominaron la persistencia del temporal con 22 pacientes, que representó un 32,8% del total y la discrepancia hueso- diente negativa con 20 pacientes para un 29.9 % del total. Le siguió la fibrosis gingival con 8 pacientes, lo que se correspondió con un 11,9%, el odontoma y la mala posición del canino con 6 pacientes en cada caso que representaron un 9% cada uno del total. En último lugar se encontró la presencia de dientes supernumerarios con 5 niños afectados que representó un 7,5 % de la población. No se encontró ninguna causa de retención dentaria de tipo sistémica.

Tabla5.Determinacióndeltratamientoparalaretencióndentariaenlos pacientes objeto de estudio

Tratamientos	FA	%
Abstención	8	11,9
Extracción dentaria	25	37,3
Tratamiento ortodóncico	20	29,9
Tratamiento Ortodóncico quirúrgico	14	20,9
Total	67	100,0

Fuente: Formulario

La tabla muestra el predominio de la variante terapéutica extracción dentaria en

25 pacientes, para un 37,3 % del total, puesto que los dientes retenidos causaban maloclusiones u odontomas en algunos casos, seguido del tratamiento ortodóncico en 20 alumnos para un 29,9%. Posteriormente apareció el tratamiento ortodóncico-quirúrgico en 14 pacientes que representó un 20.9% del total y el tratamiento menos frecuente fue la abstención que se llevó a cabo en 8 pacientes, lo que se correspondió con un 11,9%.Esta se decidió por existir contraindicaciones generales a efectuar una intervención quirúrgica o porque la manipulación del diente incluido podía conllevar a complicaciones como por ejemplo la pérdida de otros dientes sanos. La abstención terapéutica no es aconsejable debido a que en estos casos existe riesgo de infecciones, quistes y reabsorción radicular en los dientes adyacentes.

Tabla6.Posicióndelaretencióndentariasegún sexo

Posición /sexo	Femenino		Masculino		Total	
	No	%	No	%	No	%
vestibular	18	69.2	33	80.5	51	76.1
Palatino	2	7.7	2	4.9	4	6.0
Lingual	5	19.2	6	14.6	11	16.4
Medio	1	3.8	0	0	1	1.5
Total	26	100	41	100	67	100

Fuente: Formulario

$F=2,396;=0,565>0,050$

La tabla muestra que en el sexo femenino predominó la posición vestibular de los dientes retenidos para un 69,2% al igual que en el sexo masculino con 33 pacientes para un 80,5% del total de dicho sexo. La posición media solamente se apreció en una paciente del sexo femenino que representó un 3,8% del mismo. Al aplicar la prueba estadística F de Fisher, se demostró que p> 0,050, resultado no significativo, por lo que la posición en la que se detecta el hecho no depende del sexo.

Tabla7.Tratamientodelosdientesretenidossegúnsexo

Tratamiento/sexo	Femenino		Masculino		Total	
	No	%	No	%	No	%
Abstención	3	11.5	5	12.2	8	12
Extracción dentaria	9	34.6	16	39.0	25	37.3
Tto ortodóncico	7	26.9	13	31.7	20	29.9
Tto ortodóncico quirúrgico	7	26.9	7	17.1	14	20.9
Total	26	100	41	100	67	100

Fuente: Formulario

$F=1,044 ; =0,814>0,050$

En la tabla se observa que en el sexo femenino el tratamiento que se indicó con más frecuencia fue la extracción dentaria, con 9 pacientes para un 34,6% del total de las niñas, al igual que en los varones con un total de 16 pacientes que representó el 39% del sexo masculino. El tratamiento que menos se aplicó fue la abstención, con 3 pacientes en el sexo femenino para un 11,5% y 5 pacientes en el sexo masculino que representó un 12,2%, ya que las condiciones para decidir esta variante terapéutica fueron menos frecuentes. Al realizar el procesamiento estadístico se encontró que p > 0,050, resultado no significativo, por lo que no existe relación de dependencia entre el tratamiento del diente retenido y el sexo.

DISCUSIÓN DE LOS RESULTADOS

En la investigación realizada se observó una prevalencia del sexo masculino afectado por retención de dientes anteriores permanentes. Coincide con Román[60] quien en su estudio: "Prevalencia de caninos retenidos en el consultorio Dental", en Ecuador, plantea que el 55 % de los pacientes con retención dentaria eran hombres y el 45% eran mujeres. Con resultados semejantes, se encuentra Segura[20] en su trabajo de grado titulado: "Prevalencia de dientes anteriores retenidos en pacientes pediátricos", en la Universidad de Guayaquil, donde destaca un ligero predominio del sexo masculino.

Sin embargo, la mayoría de las investigaciones resaltan mayor incidencia del sexo femenino. Tal es el caso de Mendoza y cols.[61], quienes reportan en el estado de Hidalgo una prevalencia de dicho sexo con respecto al masculino representando el 61.2% y 38.8% de casos afectados respectivamente. También difieren con los resultados de la autora, Pichel y cols.[48], en su investigación para identificar las retenciones dentarias en pacientes del Policlínico José Martí de Cuba, en 122 niños de ambos sexos, en la cual determinan que las féminas son las más afectadas (62,2%).

Como investigadora considero que la mayoría de los estudios concluyen que los varones se afectan menos por retención dentaria, ya que en ellos el tamaño de los maxilares es mayor que en las niñas, por tanto hay mayor espacio disponible para la alineación dentaria. Por otro lado, en las mujeres empieza el ciclo de erupción primero que en los varones, lo cual está relacionado con factores hormonales y si existe algún tipo de alteración durante este período es detectable antes en estas. Además, la prevalencia del sexo femenino también es frecuente en los diferentes estudios ortodóncicos preocupados por su estética, aunque actualmente ambos sexos acuden en igual proporción.

Es común encontrar retenciones dentarias a medida que aumenta la edad pues para el diagnóstico es necesario valorar la edad de brote y la cronológica. [62]

En este estudio, la media de edad en las féminas superó en un año aproximadamente a los varones. No fue posible establecer comparaciones con otros autores. Considero que esto se debe a que la recogida de los datos fue diferente en las edades de8 a11años donde es más frecuente las retenciones de incisivos, mientras que en los pacientes de 12 a 19 años, es común encontrar caninos retenidos.

En la presente investigación, los dientes anteriores permanentes que con mayor frecuencia quedaron retenidos fueron los caninos, tanto los superiores como los inferiores. Este resultado se asemeja a lo descrito por Pichel y cols.[48], quienes determinan que los dientes retenidos con mayor frecuencia son los caninos (62,2%) y los menos representados los incisivos (6,5%).

Según Perez[63], en su tesis titulada: "Causas e incidencias de retención en caninos permanentes", desarrollada en Ecuador, el canino superior derecho es elqueconmayorfrecuenciapermaneceretenidoseguidoporelcaninosuperior izquierdo. También es muy frecuente la presencia de retención bilateral de los caninos superiores. Entre los caninos inferiores es más frecuente la retención del canino inferior derecho. La autora coincide con dicho resultado, pues este fue el diente retenido con mayor frecuencia en la población objeto de estudio.

También aporta un resultado semejante Segura[20], en su estudio para determinar la prevalencia de dientes anteriores retenidos en pacientes pediátricos, donde expone que los caninos son los dientes más afectados con esta anomalía.

Difieren con los hallazgos de la investigación, Fundora y cols.[2], en su publicación titulada:" Caracterización de pacientes intervenidos por retención dentaria en Pinar del Río, 2017-2018",los cuales revelan que la pieza que queda retenida con mayor frecuencia son los terceros molares con 60,7%, seguidos de los caninos en un 52,4% en cuanto a incidencia; así mismo, Suárez[64], en su estudio: "Prevalencia de piezas dentarias retenidas en pacientes de 15 a 60 años atendidos en el centro radiológico Cero Huánuco 2018",menciona por orden de frecuencia que los terceros molares superiores encabezan la lista con un 41,1%, le sigue el canino superior con una cifra de 23,67%.

Según mi criterio de autora, los caninos fueron los dientes más afectados ya que, en primer lugar, este estudio abordó solamente el sector anterior. Es importante destacar que son de los últimos dientes en hacer erupción en el maxilar, por lo que suelen presentar problemas para su adecuada ubicación. Además se alojan en una auténtica zona de encrucijada anatómica y ontogenética y su germen ocupa una posición muy alta desde la que debe realizar sus movimientos eruptivos en orientación no siempre favorable. En el caso de los caninos inferiores, fue común que quedaran retenidos, fundamentalmente, por la retención prolongada del temporal y la falta de espacio en la arcada dentaria.

Referente a la posición de la retención, se obtuvo un mayor predominio de dientes retenidos en posición vestibular y la menos frecuente fue la media. En este último aspecto, la investigadora coincide con Echegaray[26]y Miranda y cols.[50], sin embargo diferimos con estos autores en cuanto a la posición de mayor prevalencia, ya que destacan un predominio de dientes retenidos en posición palatina en el 60 % de los casos, mientras la posición vestibular tiene una proporción del 30 %, y el 10 % restante está en una posición media. La autora discrepa además con Mendoza y cols.[61], los cuales destacan que "la prevalencia en cuanto a la ubicación, es de 85% por palatino, 13% media y un 1,6% por vestibular"; al igual que Ayala y cols.[65], en su publicación: "La erupción dentaria y sus factores influyentes", en la que expresan mayor predominio de dientes retenidos en posición palatina.

Considero que la retención de los dientes en la zona vestibular está asociada a problemas de espacio mientras que la impactación palatina se relaciona con alteraciones del trayecto, aspectos respaldados científicamente. La trayectoria que tiene que recorrer el canino, por ejemplo, desde el punto donde se forma su germen, hasta que llega a emerger en la arcada, es mucho más larga y compleja que la que sigue cualquier otro diente, lo que explicaría cualquier desviación en la guía eruptiva. Los resultados obtenidos apuntaron más a la retención en posición vestibular ya que fue muy frecuente hallar en los pacientes un reducido espacio para la adecuada alineación dentaria.

Con relación a las causas de la retención dentaria, predominó la persistencia del temporal, seguida de la discrepancia hueso diente negativa .El odontoma estuvo dentro de las menos frecuentes. Similares resultados obtuvo Echegaray[26], en Ecuador, en su tesis de grado titulada: "Factores etiológicos que causan retención de caninos permanentes" , donde determina que las principales causas de retención son: discrepancia hueso- diente negativa, mantenimiento prolongado de los dientes temporales, seguida de la pérdida prematura de estas piezas dentales producida por la extracción o perdida prematura del temporal que a la larga puede terminar provocando la disminución del tamaño de la arcada y la presencia de odontomas, quistes o tumores.

La investigadora también coincide con Quevedo[24], quien en su publicación: "Causas locales de caninos permanentes retenidos en pacientes de la Clínica Estomatológica René Guzmán Pérez de Calixto García", Holguín, indica que la mayor prevalencia en la retención de dientes anteriores se debe a la presencia de la arcada pequeña en relación con la dimensión que poseen los dientes. Por otra parte, se evidencia que mantiene consenso con Segura[20], quien expone que la retención de dientes anteriores puede obedecer al apiñamiento anterior, por ausencia o reducido espacio que no permite el alojamiento del diente permanente.

En una tesis de grado desarrollada en Bolivia por Quisbert[66],titulada: "Etiología e incidencia en la retención de caninos permanentes", se expone que el 5% de los casos de pacientes con retención de dientes anteriores permanentes, presentan odontoma o tumor, que constituye la menor causa de retención en dicho estudio, lo que se asemeja con la actual investigación, donde fue uno de los factores menos representativos.

Sin embargo, difiere con los hallazgos encontrados, Echegaray[26], el cual considera que además de las causas locales, es importante considerar la alteración en la etapa embriológica y los factores sistémicos como el retraso fisiológico de la erupción debido a una discordancia entre la edad fisiológica y cronológica.

Otro estudio que no concuerda con los resultados obtenidos es el desarrollado en Perú, titulado: "Frecuencia de caninos retenidos en pacientes de 14 a 20 años", que plantea que una de las causas es genética así como factores hereditarios o genéricos como fuentes generadoras de esta anomalía dental.[67]

Diferente también a lo observado en la población objeto de estudio, destacan Pichel y cols.[48], los cuales añaden que la retención dentaria se debe a alteraciones eruptivas dentarias, asociadas a factores de índole filogenético, trastornos endocrinos, otros guardan una estrecha relación con el metabolismo, polidisplasia ectodérmica ,congénita y osteoporosis.

Como investigadora, considero que hubo mayor prevalencia de causas de tipo local, fundamentalmente la persistencia del temporal pasada la época de su exfoliación, ya que transcurrieron dos años donde la población mundial estuvo afectada por el COVID 19, tiempo durante el cual se paralizaron la mayoría de los servicios, y los padres dejaron de acudir con sus hijos a las consultas estomatológicas. Al controlarse la pandemia, predominó un desinterés de los mismos con respecto a esta anomalía, por tanto, pasó desapercibida y no fue posible realizar un diagnóstico temprano y oportuno en la atención primaria.

La variante terapéutica que predominó según esta investigación, fue la extracción dentaria, seguida del tratamiento ortodóncico. Coincide con Quintana y cols.[68]y Díaz [69], en sus estudios realizados en Artemisa (Cuba) y Perú respectivamente, quienes destacan la extracción dentaria como el tratamiento más implementado. También concuerda con Rodríguez y cols.[13],los cuales en su estudio titulado: "Tratamiento multidisciplinario de diente retenido, en Granma, indican "que la extracción es uno de los tratamientos más usados en los casos de dientes retenidos que no presentan mayores síntomas, seguido del tratamiento ortodóncico, en dependencia del diagnóstico preciso"

La autora difiere con Corrales[70] en su investigación "Tratamiento ortodóncico-quirúrgico de caninos retenidos en paciente de 14 años", en Pinar del Rio y con Carballido[40], en su publicación en Madrid: "Diagnóstico de canino incluido", los cuales determinan un predominio del tratamiento ortodóncico–quirúrgico.

Considero que la extracción dentaria fue el tratamiento más implementado, ya que los dientes retenidos en muchos de los casos ocasionaban maloclusiones tales como apiñamiento, rotaciones, versiones, migraciones, colapso del arco dentario, ente otras anomalías. También en algunos pacientes estaban asociados a odontomas, por lo que era la conducta inmediata a seguir. Otros motivos por los cuales se decidió la extracción dentaria, además de las complicaciones oclusivas antes señalas, fueron las consecuencias estéticas y psicosociales para los alumnos que conformaron la población objeto de estudio.

Al analizar la posible asociación del sexo con la posición de la retención dentaria se concluyó que no existe relación de dependencia, ya que tanto en hembras como varones predominó la retención dentaria en posición vestibular. No se hallaron estudios que coincidieran con los resultados obtenidos, sin embargo discrepan con la autora, Segura[20] y Cornejo[71]que plantean que esmás común la retención en el sexo femenino en posición palatina. Como investigadora, opino que los dientes retenidos en posición vestibular resultaron los de mayor incidencia en ambos sexos, sin distinción, ya que la discrepancia hueso- diente negativa que ocasionó que quedaran retenidos en dicha posición, fue un factor causal de alta prevalencia tanto en hembras como varones.

En el caso de la asociación del sexo con el tratamiento de la retención dentaria, tampoco existió relación dependencia, pues tanto en las féminas como en los varones predominó la extracción dentaria como variante terapéutica más implementada, así como el tratamiento ortodóncico. No se encontraron investigaciones que abordaran esta relación. Considero que esto se debe a que las opciones terapéuticas son independientes del sexo, ya que para escoger el manejo terapéutico adecuado, lo fundamental es tener en cuenta factores como la edad, la posición del diente y el estado sistémico del paciente, para lo cuales primordial una evaluación cuidadosa del estado de desarrollo de la dentición y valorar los agentes de riesgo, con fines de evitar secuelas dentarias en edades posteriores. Es importante establecer esta relación porque es muy común que las niñas acudan a la consulta de Ortodoncia con dientes retenidos para recibir tratamiento, debido a una mayor preocupación estética, sin embargo esta investigación demuestra que el sexo masculino tuvo mayor prevalencia en este sentido.

CONCLUSIONES

> ➢ El sexo más afectado por retención dentaria fue el masculino, con una media de edad de 11,4años, mientras que enelfemeninofuede12,1 años.

> ➢ Los caninos fueron los dientes más comúnmente retenidos y en posición vestibular.

> ➢ La persistencia del temporal y la discrepancia hueso-diente negativa resultaron las causas más frecuentes.

> ➢ La extracción del temporal fue el tratamiento más implementado.

> ➢ No se reportó relación de dependencia del sexo con la posición y el tratamiento del diente retenido, al realizar el análisis estadístico.

RERENCIASBIBLIOGRÁFICAS

1. Rodríguez Licea ED, Rodríguez Rosales NL, Labrada Ramírez NE. Tratamiento multidisciplinario de diente retenido. Presentación de un caso. Revméd Granma. Multimed [Internet]Abril 2019 [citado 26 Mayo 2023]; 23(2):47-354.Disponible en: http://scielo.sld.cu/scielo.php?script=sci_arttext&pid=S1028-48182019000200347&lng=es

2. Fundora Moreno DA, Rodríguez Corbo AA, Corbo Rodríguez MT, et al. Caracterización de pacientes intervenidos por retención dentaria en Pinar del Río, 2017-2018. Revista Científica Estudiantil de Cienfuegos Inmedsur [Internet] 2020 [citado: 26 de mayo 2023]; 3(1):9-14.Disponible en: http://www.inmedsur.cfg.sld.cu/index.php/inmedsur/article/view/55.

3. Pentón García V, Véliz Águila Z, Herrera L. Diente retenido-invertido. Presentación de un caso: modelos de diagnóstico y evaluación. Medisur [Internet]2009Dic.[citado04Abr2024];7(6):59-63.Disponibleen: http://scielo.sld.cu/scielo.php?script=sci_arttext&pid=S1727-897X2009000600010&lng=es.

4. Robalino León GV, Martínez Hernández EA, Herrera Navarrete IS, et al. Manejo ortodóncico de incisivos centrales superiores retenidos en paciente con paladar hendido .Rev Mex Ortodon[Internet] 2020 [citado el29de enero de 2024];8(1):16-22.Disponible en:https://www.medigraphic.com/cgi-bin/new/resumen.cgi?IDARTICULO =102848

5. González Espangler L. Característica anatomorradiográficas de los terceros molares en adolescentes de la enseñanza preuniversitaria. Rev Cub Estomatología [Internet] 2019[citado el 29 de enero de 2024]; 56(2)e1722:1-14.Disponible en:https://www.medigraphic.com/pdfs/revcubest/esc-2019/esc192e.pdf

6. Díaz E. Incisivo central retenido horizontalmente. Manejo clínico. Revista Electrónica de Portales Medicos.com[Internet]18febrero,2018. [Citado el

13/06/2023].Disponible en: https://www.revista-portalesmedicos.com/revista-medica/incisivo-central-retenidohorizontalmente-manejo-clinico/

7. Márquez Lizárraga AP, Soto Castro TA. Tratamiento ortodóncico en Paciente con caninos retenidos. RevistaTamé[Internet]2020.8(22),895-898. Citado el 09 de Febrero de 2024, de https://www.medigraphic.com/pdfs/tame/tam2019/tam19221.pdf.

8. Rodríguez Díaz AM, Pérez Alfonso A, Toledo Pimentel B. Retención dentaria del incisivo central superior derecho por odontoma compuesto." I Jornada Virtual de Estomatología 2022. Ciego de Ávila [Internet] 2021. [Citado el 13/06/2023].Disponible en: https://estocavila2021.sld.cu/index.php/estocavila/2022/paper/view/28/52

9. Jiménez RY, Coca GRM, Durán MD. Dientes supernumerarios y retención múltiple. Revisión de la literatura y presentación de un paciente. Acta Med Cent. 2017; 11(2):58-63. [Citado el 13/06/2023].Disponible en: https://www.medigraphic.com/cgi-in/new/resumen.cgi?IDARTICULO=71454.

10. Flores Flores DA, López Cavazos E, Vértix Félix K, etal. Manejo ortodóncico-quirúrgico de un incisivo central permanente inferior retenido. Odontol Pediátr;29(3):146-156 [Internet]   2021.[Citado el 13/06/2023].Disponible en: https://www.odontologiapediatrica.com/wp-content/uploads/2022/01/5_NC385-OdontologiaPediatrica-V29N3-V4-WEB.pdf

11. Cruz Celi RJ. Frecuencia de erupción ectópica de primeros molares permanentes superiores e inferiores en niños de 6 a 9 años de edad atendidos en la clínica de la Universidad César Vallejo de junio a septiembre del año 2019 en la ciudad de Piura-Perí. [Tesis doctoral] Chiclayo: Universidad Católica Santo Toribio de Mogrovejo [Internet] 2019; p.15. [citado 16 de diciembre de 2023] Disponible en: http://tesis.usat.edu.pe/handle/20.500.12423/2643.

12. Castillo Alcoser CM, Crespo Mora VI. Fases de erupción y posición más frecuentes

de terceros molares incluidos. Riobamba 2019. Trabajo de investigación para optar por el título de Odontóloga. 2019; p9 [Internet] Jun 2019 [citado 4 abr 2024].Disponible en: http://dspace.unach.edu.ec/handle/51000/5766.

13. Moncayo JP. Manejo de Erupción Dental Tardía. Trabajo de grado previo a la obtencióndeltítulode Odontólogo. Universidad de Guayaquil. Octubrede 2020; p13[citado 4 abr 2024] Disponible en: http://repositorio.ug.edu.ec/bitstream/redug/49750/1/3480MONCAYOjean.pdff

14. Alvarado Rodríguez N .Prevalencia de la retención dentaria en la dentición primaria y permanente. Universidad de Guayaquil. Facultad piloto de odontología. Ecuador [internet] abril 2022[citado el 29 de enero de 2023]:1-75. Disponible en: http://repositorio.ug.edu.ec/bitstream/redug/60591/1/3977/ALVARADOnathaly.pdf

15. De la Cruz Sedano G, Ventura Flores A, Jara Porroa J, et al. Erupción dentaria: bases moleculares. Un artículo de revisión. Rev Cient Odontol (Lima) 2020; 8(1): e009. [citado el 29 de enero de 2023] Disponible en: https://revistas.cientifica.edu.pe/index.php/odontologica/article/view/606.

16. Hernández CL, Pérez PDT, Fernández QY, et al. Cronología y secuencia de erupción dentaria permanente en niños de 5 a 12 años. Salud ciencia tec. [internet] 2021; 1(1). [citado el 29 de enero de 2023] Disponible en: https://www.medigraphic.com/cgibin/new/resumen.cgi?IDARTICULO=106966.

17. Gil de la Serna L, Melero Alarcón C, Martínez Basse S, et al. Actualización delosfactoresetiológicosdesegundos21molaresincluidos.Revista Puesta al día [Internet] noviembre de 2019; 14 (2): p.123- 128. [citado 18 de diciembre de 2023] Disponible en: https://coem.org.es/pdf/publicaciones/cientifica/vol14num2/factoresEtiologicos.pdf

18. Escoda CG, Aytes LB. Tratado de Cirugía bucal tomo I. Dientes incluidos. Cusasdelainclusióndentaria.Posibilidadesterapéuticasanteunainclusión dentaria. 2011. Madrid: Ergon; p.341 [Internet] [Citado 20 de enero de2023]. Disponible   en:

https://gravepa.com/granaino/biblioteca/publicacionesmedicas/Odontologia%20y%20Estomatologia/cirugía/Tratado_De_Cirugia_Bucal_-_Tomo_I.pdf.

19. Hernández D. Cirugía Bucal. Dientes retenidos[Internet]2021[Citado el 13/06/2023].Disponible en:

http://uvsfajardo.sld.cu/sites/uvsfajardo.sld.cu/files/dientes_retenidos.pdf

20. Segura Domínguez GM. Prevalencia de dientes anteriores retenidos en pacientes pediátricos. Universidad de Guayaquil. Facultad Piloto de Odontología. Ecuador[Internet]18dejuniode2020[citado 26 Mayo 2023]:1-76. Disponible en:

http://repositorio.ug.edu.ec/bitstream/redug/48323/1/SEGURAgabriela3340.pdf

21. Álvarez Mora I, Rivas Pérez G, Morera Pérez A, et al. Tratamiento ortodóncico-quirúrgico en paciente con canino retenido. Presentación de caso. X Simposio Visión Salud Bucal y IX Taller sobre el Cáncer Bual2021.Universidad de Ciencias Médicas de Cienfuegos [Internet] 2021[citado 26Mayo 2023]:1-76.Disponible en: http://estomatovision2021.sld.cu/index.php/estomatovision/2021/paper/view/165.

22. Díaz Palomino SY. Canino retenido en el maxilar superior. Trabajo de suficiencia profesional para optar el título profesional de cirujano dentista. Perú 2020[citado 8 May 023] Disponible en: https://repositorio.upla.edu.pe/handle /20.500.12848/1827

23. Rivero Pérez O. Cirugía bucal. Selección de temas. Editorial Ciencias Médicas. La Habana 2018, p.233-256.

24. Quevedo Aliaga JL, Mas Torres M, Mayedo Nuñez Y, et al. Causas locales de caninos permanentes retenidos en pacientes de la Clínica Estomatológica René Guzmán Pérez de Calixto García. CCH Correo cient Holguín [Internet] jul-sept 2017 [citado 26 mayo 2023]; 21(3): 627-636. Disponible en: http://scielo.sld.cu/scielo.php?pid=S1560-43812017000300002&script=sci_arttext&tlng=pt

25. Perero López KS. Factores locales que causan la retención de los dientes caninos en el maxilar superior: Reseña bibliográfica. [Tesis de grado]. Guayaquil: Universidad

de Guayaquil. [Internet] 2019; p.26-43 [citado 15 de febrero de 2023]. Disponible en: http://repositorio.ug.edu.ec/bitstream/redug/33808/1/2691PEREROkatherine .pdf

26. Echegaray Soria GC. Factores etiológicos que causan retención de caninos permanentes. [Tesis de grado]. Guayaquil: Universidad de Guayaquil. [Internet] 2021; p.23-27 [citado 10 de febrero de 2023]. Disponible en: http://repositorio.ug.edu.ec/bitstream/redug/51666/1/3614ECHEGARAYgary .pdf

27. Guirola Rodríguez I. Caninos incluidos. Actualización de su manejo en la atención primaria de salud. Proyecto de investigación previo a la obtención del título de odontólogo. Universidad San Gregorio de Portoviejo. [Internet] 2020; p13 [citado 10 de febrero de 2023]. Disponible en: http://repositorio.sangregorio.edu.ec. /handle/123456789/2703.

28. Cushpa Pilco CX. Caracterización diagnóstica del tratamiento odontológico de adolescentes con caninos retenidos. Trabajo de titulación para optar por el título de Odontólogo. Riobamba. Ecuador [Internet] 2023; p 23 [citado 10 de febrero de 2023].   Disponibleen: http://dspace.unach.edu.ec/handle/51000/12015.

29. Yllarreta   Bandera M, Guerra Cobián O, Leiva Lima L.Ocurrencia concurrente de odontoma complejo y quiste dentígero asociado a retención dentaria. Medicentro Electrónica [Internet]2020 Dic.[citado2024Abr 05]; 24(4): 833-841.   Disponible en: http://scielo.sld.cu/scielo.php?script=sci_arttext&pid=S1029-30432020000400833&lng=es.

30. Blanco Ruiz Y, Biblioni Serra L, Espinosa Morales L. Prevención de la retención de caninos permanentes en la población infanto juvenil. Odontosantiago [Internet] 2023 [citado 5 Abr 2024]. Disponible en: http://odontosantiago.sld.cu/index.php/odontosantiago/2023/paper/download /19/48.

31. Félix Morales GC. Prevalencia de dientes permanentes incluidos y su grado de inclinación con respecto al plano oclusal de pacientes integrados a la clínica de Odontología Dr. René Puig Bentz, período enero 2018-2019. Trabajo de titulación para optar por el título de Odontólogo [Internet] 2019 [citado 5 Abr 2024] Disponible en: http://repositorio.unphu.edu.do/handle/123456789/3464.

32. Sánchez Velásquez J, Molina Barahona M. Caninos retenidos, características clínicas, métodos diagnósticos y tratamiento odontológico. Revisión bibliográfica. Odontol. Act. [Internet]. 5 de septiembre del 2022 [citado 5 Abr 2024];7(3): 65-74. Disponible en: http://oactiva.ucacue.edu.ec/index.php/oactiva/article/view/700.

33. Mercado Portal J, Mamani Cahuata L. Valoración del espacio disponible para la erupción del tercer molar inferior incluido según lado mandibular mediante radiografías panorámicas en pacientes de 17a36 años en la clínica Ceden Puno 2021. Proyecto de tesis [Internet] [citado 5 Abr 2024]. Disponible en: http://vriunap.pe/fedu/upload/2021/p00000527-4-Proy.pdf.

34. Gorriz MC de S, Cianca LOA, Bertram CEA, et al. Displasia cleidocraneal - relato de un caso familiar. J Multidiscip Dent [Internet] 4 de marzo de 2024 [citado 5 de abril de 2024]; 11(3):162-6. Disponible en: https://jmdentistry.com/jmd/article/view/896

35. Aquino Lozada CA. Diagnóstico en Ortodoncia. Integración de un caso clínico. Tesis para optar por el grado de Cirujano Dentista. Universidad Nacional Autónoma de México [Internet] agosto 2021. p80 [citado 5 Abr 2024]. Disponible en: https://ru.dgb.unam.mx/bitstream/20.500.14330/TES01000813948/3/0813948.pdf

36. Hernández García A. Abordaje quirúrgico-ortodóntico de las inclusiones dentarias con botón ortodóntico. Tesis para optar por el grado de Cirujano Dentista. Nacional Autónoma de México [Internet]Septiembrede2023.p12.[citado 5 Abr 2024]. Disponible en: https://ru.dgb.unam.mx/bitstream/20.500.14330/TES01000846643/3/0846643.pdf

37. Grybiene V, Juozénaité D, Kubiliuté K. Métodos de diagnóstico y estrategias de

tratamiento de caninos maxilares impactados: una revisión de la literatura. PubMed [Internet]2019; 21(1): p. 3-12. [citado 22 de febrero de 2023]Disponible en: https://pubmed.ncbi.nlm.nih.gov/31619657/

38. Gallardo CP, Contreras CC, Quezada AS, et al. Aporte de la radiología oral y maxilofacial al diagnóstico clínico. Avances en Odontoestomatologia, marzo 2019. 35(2); 73-82. [Internet].[citado 22 de febrero de 2023] Disponible en: http://scielo.isciii.es/pdf/odonto/v35n2/0213-1285-odonto-35-2-73.pdf.

39. Ramírez LB, Chacón VR, Rivas AH. El uso de rayos X en odontología y la importancia de la justificación de exámenes radiográficos. Avances en Odontoestomatologia [Internet] 2020; 36(3); 131-142. [citado 22 de febrero de 2023] Disponible en:http://scielo.isciii.es/pdf/odonto/v36n3/0213-1285-odonto-36-3-131.pdf.

40. Carballido Ferreira E. Diagnóstico de canino incluido. World's Hygienist. Colegio profesional de higienistas dentales de Madrid[Internet]14 de agosto 2019. [citado 10 de marzo de 2023]. Disponible en: http://colegiohigienistasmadrid.org/blog/?p=213.

41. Cabanillas MD, Vásquez BD. Análisis de la variabilidad de la configuración interna de condutos radiculares de los premolares mediante tomografía computarizadaCONE-BEAM.UniversidadPrivadaAntonioGuillermoUrrelo, Facultad de Ciencias de la Salud. Cajamarca Perú [Internet] 2020 [citado10 de marzo de 2023].Disponible en: http://repositorio.upagu.edu.pe/handle/UPAGU/1453

42. Ruiz Imbert AC, Cascante Sequeira D. Valores de densidad en la escala de grises   en Tomografía Computarizada de Haz   Cónico: alcances y limitaciones [Internet] 2021. ODOVTOS-Int.J.DentalSc.23(2);167-176. [citado 10   de marzo   de 2023]. Disponible en: http://www.medigraphic.com/cgi-bin/new/resumen.cgi?IDARTICULO=104260

43. Ticona Apaza V. La tomografía Cone Beam en la identificación de terceros molares con proximidad al conducto dentario inferior. Tesis de Especialidad. Universidad Mayor de San Andrés. La Paz, Bolivia.[Internet]2023[citado 10 de marzo de 2024].

Disponible en: http://repositorio.umsa.bo/handle/123456789/35058.

44. Márquez Conde A. Prevalencia de dientes retenidos en una muestra de la población de San Luis Potosí analizado mediante tomografía CBCT. Tesis de Maestría. Universidad Autónoma de San Luis Potosí [Internet] julio 2021 [citado 10 de marzo de 2024]. Disponible en: http://repositorioinstitucional.uaslp.mx/xmlui/handle/i/7871

45. Trujillo Fandiño JJ. Retenciones dentarias en la región anterior. Práctica odontológica 1990:29-35.

46. Ugalde Morales FJ, González LR. Prevalencia de retenciones de caninos en pacientes tratados en la clínica de ortodoncia de UNITEC. Rev ADM.; 56(2):49-58. [Internet] 1999 [citado 10 de marzo de 2024]. Disponible en: https://www.medigraphic.com/cgi-bin/new/resumen.cgi?IDARTICULO=9608

47. Blanco Ruiz Y, Bibiloni Serra L, Espinosa Morales L. Prevención de la retención de caninos permanentes en la población infanto juvenil. I Congreso Internacional. Sociedad cubana de ciencias estomatológicas. Capitulo Santiago de Cuba.[Internet]junio2023[citadoel20deenerode2024]. Disponible en http://odontosantiago.sld.cu/index.php/odontosantiago/2023/paper/download/19/48.

48. Pichel Borges I, Suárez García MC, González Espangler L, et al. Retención dentariaenpacientesortodóncicosde8a18añosdeedad. Rev16de abril. [Internet] 17 marzo de 2018[citado 26 Mayo 2023]; 57(268):89-96.Disponible en: http://www.rev16deabril.sld.cu/index.php/16-04/article/download/613/279

49. Restrepo JD, Mariaca PB. Manejo y pronóstico periodontal de caninos retenidos en ortodoncia. Universidad Cooperativa de Colombia [Internet] 2019;1-22.[citado26mayo2023].Disponible en: https://repository.ucc.edu.co/bitstream/20.500.12494/13947/6/2019_pronostico_per iodontal_retenidos.pdf

50. Miranda Silva A, Villacís Pérez D, López Seda D, et al. Caninos incluidos, tratamiento odontológico: revisión bibliográfica. Revista Latinoamericana de Ortodoncia y Odontopediatría [Internet].5diciembre2020;35(2)[citado 17 de

diciembre de 2023]. Disponible en:

https://www.ortodoncia.ws/publicaciones/2020/art-53/

51. Proaño Silva JC. Diagnóstico imagenológico y tratamiento clínico de canino retenido. Tesis de grado. Universidad de Guayaquil. Facultad Piloto de Odontología [Internet] Agosto 2019; p 23 [citado 5 de marzo de 2023]. Disponible en:

http://repositorio.ug.edu.ec/handle/redug/44283

52. Macías Escalada E, Cobo Plana J, Carlos Villafranca F, et al. Abordaje ortodóncico quirúrgico de las inclusiones dentarias. RCOE [Internet]Feb 2005   [citado 9 Jul 2023];10(1):69-82. Disponible en:

http://scielo.isciii.es/scielo.php?script=sci_arttext&pid=S1138-123X2005000100006

53. Díaz Guerra Y, Cuyac Lantigua M. Importancia de la prevención en estomatología desde la edad escolar. Rev Méd Electrón. [Internet] Jul 2022 [44(4):754-757citado 6 Jun 2023]; Disponible en:

http://scielo.sld.cu/scielo.php?pid=S168418242022000400754&script=sci_arttext&tlng=pt.

54. Lovo J. Prevención cuaternaria: hacia un nuevo paradigma. Aten Fam. [Internet] 2020 27 (4):212-215. [citado 6 Jun 2023]; Disponible en:

https://www.medigraphic.com/cgibin/new/resumen.cgi?IDARTICULO=95859

55. Ovalle Y, Pac G, Barrios R. Medicina preventiva y niveles de prevención Guatemala: Universidad de San Carlos de Guatemala[Internet]2019 [citado 6 Jun 2023].Disponible en:

http://www.medicina.cunoc.edu.gt/articulos/ab79b79d062738543b4086f16b9454f93dcfc81f.pdf

56. Cárdenas Suárez LE, Carpio Vaca GA, Humala Rojas JX, et al. Promoción y prevención de salud en la sociedad. Tesla Revista Científica [Internet] 2021 [citado 6 Jun 2023]. Disponible en:

https://tesla.puertomaderoeditorial.com.ar/index.php/tesla/article/view/21

57. Couto Assis W, Santos Pereira J, Santos-Silva Y, et al. Factores asociados a la

maloclusión en niños preescolares de una pequeña ciudad brasileña.PesquiBrasOdontopediatriaClínIntegr[Internet]202020:e5351.[citado 6 Jun 2023];Disponible en:

https://www.scielo.br/j/pboci/a/qYY4NBKmRh3fMHSkRMxNqSG/?format=html&lang=en

58. Ganapathi A, Jeevanandan J. Conciencia de los padres sobre la maloclusión en sus hijos en la población de Chennai .International Journal of Pharmaceutical Research [Internet] 2020 [citado 6 Jun 2023]; 12(3):2669- 2681.Disponible en: https://www.researchgate.net/profile/GaneshJeevanandan2/publication/344757952_Parental_Awareness_About_Malocclusion_in_Their_Children_in_Chennai_Population/links/5f9d837d299bf1b53e548b32/Parental-Awareness-AboutMalocclusion-in-Their-Children-in-Chennai-Population.pdf.

59. Nerurkar S, Kamble R. Evaluación comparativa de la necesidad de tratamiento de ortodoncia preventiva e interceptiva en niños de 6,9 y 12 años en el centro de la India. F1000Research [Internet] 2023[citado 6 Jun 2023]; 12:472. Disponible en: https://f1000research.com/articles/12-472

60. Román Chaguay YF. Prevalencia de caninos retenidos en el consultorio Dental Mc Sthetic. Guayaquil: Universidad de Guayaquil [Internet] 2020 [citado 6 Jun 2023]. Disponible en: http://repositorio.ug.edu.ec/handle/redug/48507

61. Mendoza Rodríguez M, Rodríguez Sierra O, Medina Solís CE, et al. Prevalencia de caninos retenidos en pacientes que acuden a ICSa. Educ Salud Bol Científico Inst Cienc Salud Univ Autónoma Estado Hidalgo.8(16);14-19.   [Internet] 2020 [citado 16 octubre 2023].   Disponible en: https://repository.uaeh.edu.mx/revistas/index.php/ICSA/issue/archive).

62. González Espangler L, Ramírez Quevedo Y, Durán Vázquez WE, et al. Presencia de terceros molares en el Policlínico José Martí. Actas del Congreso Internacional de Estomatología; 2015 Nov.; Ciudad de La Habana.   Cuba   [Internet] 2015[citado 26 Mar   23]. Disponible en:

http://www.estomatologia2015.sld.cu/index.php/estomatologia/nov2015/paper/view/6
45/406

63. Pérez J. Causas e incidencias de retención en caninos permanentes: Revisión
bibliográfica. [Tesis de Licenciatura]Ecuador: Universidad de Guayaquil [Internet]
2018 [citado 26 Mar 23] Disponible en:
http://repositorio.ug.edu.ec/handle/redug/29552.

64. Suárez Gargate J. Prevalencia de piezas dentarias retenidas en pacientes de 15 a 60
años atendidos en el centro radiológico Cero Huánuco [Internet] 2018 [citado 26 Mar
23].Disponible en:
https://alicia.concytec.gob.pe/vufind/Record/UDHR_2ee4ad16698020fcd9d284270
65abf7c/

65. Ayala Pérez Y, Carralero Zaldívar L, Leyva Ayala B. La erupción dentaria y sus
factores influyentes. Correo Científico Médico [Internet] 2018 [citado 7 Abr 2024];
22 (4) Disponible en: https://revcocmed.sld.cu/index.php/cocmed/article/view/2931

66. Quisbert Laura JZ. Etiología e incidencia en la retención de caninos Permanentes.
Trabajo de Grado para obtener el título de Especialista en Ortodoncia y Ortopedia
Dento Máxilo Facial. Bolivia [Internet] 2022[citado 16 octubre 2023] Disponible en:
http://repositorio.umsa.bo/xmlui/handle/123456789/29828

67. Leal Becerra CL, Rodríguez Cotrina NM. Frecuencia de caninos retenidos en
pacientes de 14 a 20 años, período 2017 – 2019, Cajamarca. Tesis para optar el 10
Título Profesional de Cirujano Dentista. Perú [internet] 2021 [Citado 27 de julio de
2023]. Disponible en: http://repositorio.upagu.edu.pe/handle/UPAGU/1830.

68. Quintana Díaz JC, Algozain Acosta Y, Quintana Giralt M et al. Tratamiento
quirúrgico de los dientes retenidos en el servicio de cirugía maxilo facial de
Artemisa(1994-2010).RevActaOdontolCol2015[citado20Sep2023]; 5(1):57-
63.Disponibleen:https://repositorio.unal.edu.co/handle/unal/61368

69. Díaz P, Sue Y. Canino retenido en el maxilar superior. Universidad Peruana Los

Andes [internet2020] [citado 20 Sep 2023] Disponible en:
https://repositorio.upla.edu.pe/handle/20.500.12848/1827.

70. Corrales A. Tratamiento ortodóncico-quirúrgico de caninos retenidos en paciente de 14 años. Revista médica Pinar del Rio, 965-972. [Internet] 2019 [citado10 de enero de 2023].   Obtenido dehttp://scielo.sld.cu/pdf/rpr/v22n5/rpr15518.pdf

71. Cornejo Meléndez M. Prevalencia de caninos inferiores retenidos en radiografías panorámicas de pacientes de 15 a 24 años de edad del centro odontológico de la UCSM, período 2022-2023. Universidad católica de San Martin. Perú [Internet] 2023. Disponible en: https://repositorio.ucsm.edu.pe/handle/20.500.12920/13149.

ANEXOS   Observación Participante

Anexo3:

Objetivos:
o Obtener información sobre las variables y los aspectos radiográficos de interés para la investigación.
Aspectos a observar en el paciente

- Datos generales del paciente, especialmente sexo, edad, antecedentes personales y familiares, hábitos.
- Examen extra oral: Sinusitis maxilar, alopecia, exoftalmo.
- Examen intrabucal: ausencia del diente pasada la edad de brote, persistencia de dientes temporales, manifestaciones clínicas de quistes o tumores, alteraciones en los incisivos laterales, dientes supernumerarios y/o apiñamiento dentario, anomalías de forma y tamaño de los dientes, diastema central, fibrosis submucosa, cambios de coloración de la mucosa que cubre al diente retenido (isquemia, eritema), hematomas, dolor, hipoestesia, traumatismos.

Aspectos a observar en las radiografías:
o Densidad del hueso.
o Profundidad de la impactacion en relaciónal plano oclusal.
o Dirección de erupción y ángulo de inclinación del diente.
o Longitud, forma y dirección de las raíces.
o Forma y tamaño de la corona
o Espacio del ligamento periodontal
o Anquilosis
o Hipercementosis
o Lesiones radiolúcidas en relación al diente retenido (Quistedentígero, quiste radicular de un diente temporal, odontoma)

Anexo4:

Formulario

Objetivo: Recolectar las variables de interés para esta investigación.

Aspectos a tener en cuenta:

1. Sexo:
__________Femenino   ___Masculino

2. Edad:

3. **Localización del incisivo retenido:**

Unilateral   Bilateral

__________Superior derecho   ___Superior

__________Superior izquierdo   ___Inferior

__________Inferior derecho

__________Inferior izquierdo

Localización del canino retenido

Unilateral   Bilateral

__________Superior derecho   ___Superior
__________Superior izquierdo   ___Inferior
__________Inferior derecho
__________Inferior izquierdo

4. Posición del diente retenido
__________Vestibular ___Lingual   ___Palatino   ___Media

5. Causas de la retención: (Locales)

__________Posición irregular del diente o presión de un diente adyacente
__________Dientes supernumerarios
__________Persistencia del temporal
__________Fibrosis gingival
__________Densidad del hueso
__________Inflamación crónica no infecciosa
__________Discrepancia hueso diente negativa
__________Enfermedad quística y tumoral: Quiste radicular de un diente temporal, quiste dentígero, odontoma
__________Enfermedad infecciosa
__________Traumatismos alveolodentarios

Sistémicas:

Causas prenatales:

__________Hereditarias y genéticas
__________Congénitas
__________Mezcla de razas

Posnatales:
__________Anemia___Malnutrición__Sífilis
__________Escorbuto__Tuberculosis__Beri Beri
__________Disfunción endocrina_Hipotiroidismo,

__________Desarrollo sexual precoz
Condiciones raras:

__________Displasia cleidocraneal,
__________Síndrome de Crouzon

6. Tratamiento de elección
__________Abstención
__________Extracción
__________Tratamiento ortodóncico
__________Tratamiento ortodóncicos-quirúrgicos

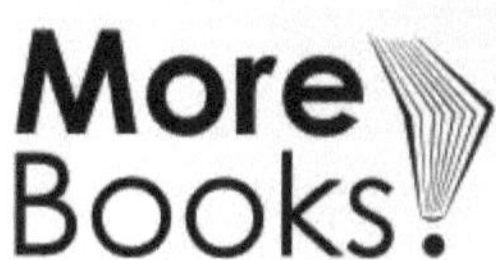

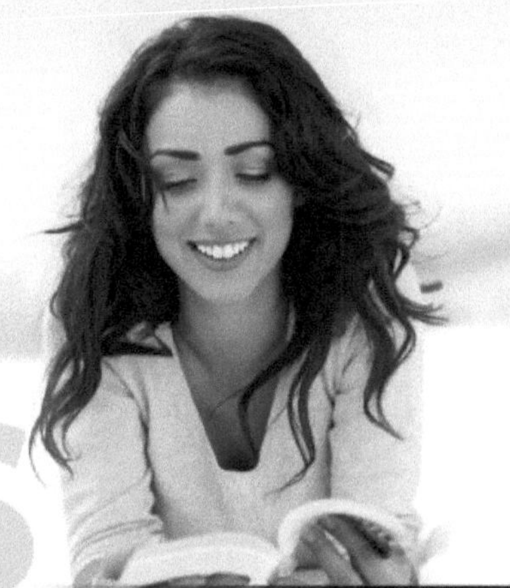

yes I want morebooks!

Buy your books fast and straightforward online - at one of world's fastest growing online book stores! Environmentally sound due to Print-on-Demand technologies.

Buy your books online at
www.morebooks.shop

¡Compre sus libros rápido y directo en internet, en una de las librerías en línea con mayor crecimiento en el mundo! Producción que protege el medio ambiente a través de las tecnologías de impresión bajo demanda.

Compre sus libros online en
www.morebooks.shop

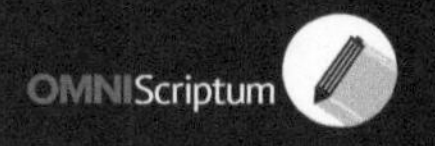

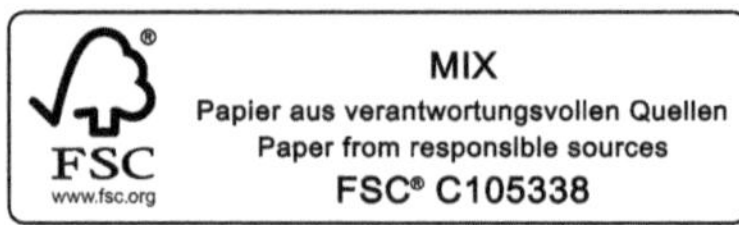

Printed by Books on Demand GmbH, Norderstedt / Germany